FORSCHUNGSBERICHTE DES LANDES NORDRHEIN-WESTFALEN

Nr. 1983

Herausgegeben im Auftrage des Ministerpräsidenten Heinz Kühn
von Staatssekretär Professor Dr. h. c. Dr. E. h. Leo Brandt

DK 612.791.1 613.646 613.74

Dr. med. Johannes Haas

Tropeninstitut Hamburg

Untersuchungen über
die körperliche Leistungsfähigkeit des Menschen
in einem tropischen Klima

Aus dem Institut für Arbeitsmedizin und Industriehygiene
an der Universität von Zulia in Maracaibo (Venezuela)
Direktor: Prof. Dr. med. Joachim Meyer-Delius

in Verbindung mit dem Max-Planck-Institut für Arbeitsphysiologie
Dortmund, Direktor: Prof. Dr. med. Gunther Lehmann

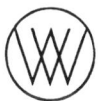

Springer Fachmedien Wiesbaden GmbH

ISBN 978-3-663-00845-3   ISBN 978-3-663-02758-4 (eBook)
DOI 10.1007/978-3-663-02758-4
Verlags-Nr. 011983

© 1968 by Springer Fachmedien Wiesbaden

Ursprünglich erschienen bei Westdeutscher Verlag GmbH, Köln und Opladen 1968

Inhalt

I. Einleitung und Problemstellung 5

II. Durchführung der Untersuchungen 6

   1. Das Klima in Maracaibo 6

   2. Physiologische Reaktionen junger gesunder Venezolaner unter dem Einfluß des feuchtwarmen Klimas 7

      a) Der Einfluß auf die körperliche Leistungsfähigkeit 7

      b) Der Einfluß auf einige Kreislaufgrößen im Sitzen und Stehen 7

   3. Bruttoenergieumsätze und Pulsfrequenzen bei Arbeitsleistungen in Maracaibo 8

   4. Untersuchungen zur körperlichen Leistungsfähigkeit der Arbeiter auf den Ölfeldern Venezuelas 11

   5. Trainingsversuche zur Verbesserung der körperlichen Leistungsfähigkeit und der Hitzetoleranz 13

III. Diskussion 14

IV. Zusammenfassung 18

V. Abbildungsanhang 19

VI. Literaturverzeichnis 25

I. Einleitung und Problemstellung

In vielen tropischen Ländern wird heute die Industrialisierung ungemein rasch vorangetrieben. Die einheimischen Arbeitskräfte sind jedoch zumeist nicht in der Lage, alle anfallenden Aufgaben ohne ausländische Hilfe zu lösen. So hat die Zahl der Arbeiter aus Ländern mit gemäßigtem Klima, u. a. auch aus Deutschland, erheblich zugenommen. Es ist altes Erfahrungsgut, daß die Produktivität im Tropenklima, sonderlich im Klima des tropischen Regenwaldes, hinter den im gemäßigten Klima beobachteten Leistungen zurückbleibt. Es ist jedoch fraglich, ob die Änderungen der körperlichen und geistigen Leistungsfähigkeit zuerst einem Mangel an gutem Willen zuzuschreiben sind, oder gar Faulheit als die Ursache eingeschränkter Produktivität anzunehmen ist [20, 21, 23, 29].

Untersuchungen über die Leistungsfähigkeit unter dem Einfluß trockener und feuchter Hitze wurden zumeist in Klimakammern und unter Berücksichtigung spezieller Fragestellungen angestellt: Klimaphysiologische und arbeitsphysiologische Probleme, wie sie die Arbeit in Bergwerken und in anderen Hitzebetrieben bietet, haben vielfach die Forschungsthemen bestimmt, so daß die Untersuchungsergebnisse oft nur mit großen Einschränkungen auf die Verhältnisse in tropischen Ländern übertragbar sind.

Nur einige Autoren [28, 1, 42, 25] beschäftigen sich in ihren Untersuchungen mit der Leistungsfähigkeit bei Menschen, die sich vorübergehend oder für längere Zeit in einem tropischen Klima aufhielten. Die Mehrzahl [10, 55, 61, 40, 41, 17, 48, 49, 59, 46, 57, 56, 62, 63, 65, 64, 29, 58] hat physiologische Reaktionen (Pulsfrequenz, Rektaltemperatur, Hauttemperatur, Schweißbildung) bei Hitzearbeiten akklimatisierter und nicht hitzeakklimatisierter Menschen geprüft. Die Untersuchungen zeigen, daß zwischen dem Grad der Hitzeadaptation und der im täglichen Leben geforderten körperlichen Leistung enge Beziehungen bestehen: Eine körperliche Betätigung (Arbeit, Sport) wirkt als Trainingsreiz auf die Mechanismen der Hitzeadaptation [43]. Unter dem Einfluß des feuchtheißen Klimas ist die körperliche und geistige Leistungsfähigkeit vermindert. Angaben zum Prozentsatz der Leistungsminderung – beispielsweise bezogen auf die Effektivtemperatur NET – liegen zwar vor [52], differieren aber wegen der verschiedenen Arbeitsarten in der Versuchsanordnung und mit den Randbedingungen z. T. erheblich.

PEPLER [42] führt aus: »The performance of many perceptual, intellectual and manual tasks deteriorate during short exposures to artificially hot environments. Heat acclimatized Europeans, Africans and Asians working stripped to the waist perform a variety of tasks less efficiently at effective temperatures above or about 86°F (30°C). The performances of unacclimatized and clothed men deteriorate at temperatures 15 to 20°F (8 to 11°C) lower.« Diese Angaben zur Leistungsminderung beziehen sich auf intermittierende Hitzeexpositionen von wenigen Stunden und lassen nicht ohne weiteres auch eine Beurteilung der Leistungsminderung bei vielstündiger Hitzearbeit mit nachfolgendem Aufenthalt in einem tropischen Klima (nichtklimatisierter Aufenthalts-, Wohn- und Schlafraum) zu. Da die individuelle körperliche Leistungsfähigkeit wahrscheinlich auch das Ausmaß der Hitzetoleranz und das Komfortgefühl bestimmt, hat das Bemühen um eine optimale körperliche Leistungsfähigkeit nicht nur arbeitsmedizinische, sondern auch sozialmedizinische Bedeutung im Rahmen der Präventivmedizin. In einem tropischen Land können deshalb Untersuchungen über die individuelle körperliche Leistungsfähigkeit geeignet sein, das Ausmaß einer Leistungsminderung und den Grad der Hitzeakklimatisation zu ermitteln.

Die Bestimmung der Bruttoenergieumsätze läßt unzumutbare Schwerarbeiten erkennen und schafft die Möglichkeit einer Korrektur. Darüber hinaus kann ein Zuwenig an körperlicher Belastung mit Hilfe sportlicher Betätigung im Sinne der natürlichen und künstlichen Akklimatisation [45, 47, 60, 5, 12, 32, 14, 24, 13, 19, 18, 3, 11, 6, 2, 43, 44, 15, 50, 16] ausgeglichen werden.

Im Rahmen einer Forschungsarbeit, die vom Landesamt für Forschung des Landes Nordrhein-Westfalen finanziert wurde, wurden im Institut für Arbeitsmedizin und Industriehygiene an der Universität von Zulia in Maracaibo (Venezuela) Untersuchungen über die körperliche Leistungsfähigkeit von Arbeitern im tropischen Klima durchgeführt. Darüber hinaus wurden Bruttoenergieumsätze bei Arbeitsleistungen, die für Venezuela in gewisser Weise typisch sind, bestimmt und Trainingsmethoden für eine Verbesserung des Hitzeakklimatisationsgrades geprüft.

Die Untersuchungen wurden in den Jahren 1963/64 in einem Gebiet Venezuelas angestellt, das zwischen dem 9. und 11. Grad nördlicher Breite und dem 71. und 72. Grad östlicher Länge liegt und in seinem Klima vom See von Maracaibo bestimmt wird, der in seiner Fläche etwa der Schleswig-Holsteins entspricht. Der See enthält Brackwasser, da er mit dem Atlantik (Golf von Venezuela) in Verbindung steht. Maracaibo, die Hauptstadt des Staates Zulia, hat etwa 400 000 Einwohner und liegt unmittelbar am See, dem Zentrum der venezolanischen Ölindustrie.

II. Durchführung der Untersuchungen

1. Das Klima in Maracaibo

Wegen der unmittelbaren Nähe des Sees herrscht in Maracaibo ein Klima, das dem des tropischen Regenwaldes entspricht. Die Lufttemperatur, in der Zeit von 9 bis 16 Uhr fortlaufend registriert, schwankt im Laufe eines Jahres zwischen 28,5 und 35,0°C (Mittelwerte der Jahre 1961/62). Der höchste Wert, 35°C, wurde in den Monaten Juli bis September um 13 Uhr mittags gemessen. Die niedrigste Tagestemperatur, 28,5°C, herrschte um 9 Uhr morgens in den Monaten Oktober bis März. Die Tagesschwankungen der Temperatur betragen im Laufe eines Jahres nur 6,5°C, und die mittlere Lufttemperatur liegt bei 32,5°C.

Die höchste relative Luftfeuchtigkeit, 80%, wurde um 9 Uhr morgens in den Monaten Oktober bis Dezember bestimmt, die niedrigsten Werte, 46%, um 12 Uhr mittags während der Monate Januar bis März gemessen. Die relative Luftfeuchtigkeit liegt im Mittel bei 60%. Nur nach Regenfällen wurden Feuchtewerte über 95% registriert.

Nach Angaben der venezolanischen Luftstreitkräfte herrscht in Maracaibo während 8 von 24 Tagesstunden praktisch Windstille, während weiterer 8 Stunden werden Luftbewegungen bis zu 3 m/sec gemessen, 8 Stunden am Tag sind Windgeschwindigkeiten über 3 m/sec zu registrieren. Nachts herrscht in der Regel eine angenehme Brise.

Die Effektivtemperatur NET [66] beträgt im Mittel 28°C und schwankt nur etwa zwischen 25 und 30°C. Die Abb. 1 zeigt die Lufttemperatur und die Effektivtemperatur in Maracaibo, jeweils in Vierteljahres-Perioden dargestellt.

2. Physiologische Reaktionen junger gesunder Venezolaner unter dem Einfluß des feuchtwarmen Klimas

a) Der Einfluß auf die körperliche Leistungsfähigkeit

Sechs gesunde junge Venezolaner, die keiner regelmäßigen beruflichen Arbeit nachgingen, nicht in klimatisierten Räumen wohnten oder schliefen und somit als natürlich akklimatisiert angesehen werden konnten, standen als freiwillige Versuchspersonen zur Verfügung. Bei den Arbeitsversuchen wurde das Fahrrad-Ergometer von E. A. MÜLLER [34, 35] benutzt. Dieses Gerät ist so konstruiert, daß die Versuchsperson auch mit kontinuierlich steigender Belastung arbeiten kann. Bei einer Tretgeschwindigkeit von 60 U/min entspricht der Belastungsanstieg je Minute dem Wert von 1 mkp/sec. Die Pulsfrequenz wurde fortlaufend registriert. Als Pulszähler wurde das von MÜLLER und HIMMELMANN [39] angegebene Gerät mit Netzanschluß benutzt, das nach dem Prinzip des dreistufigen Röhrenverstärkers arbeitet. Mit Hilfe eines Druckzählwerks konnten die Pulswerte in minütlichen Abständen auf Papierstreifen gedruckt werden. Das Atemvolumen wurde mit der Respirationsgasuhr des Max-Planck-Instituts für Arbeitsphysiologie in Dortmund gemessen.

Bei Parallelversuchen am Fahrrad-Ergometer im normalen Ortsklima (im Mittel 29,5°C_{tr}, RF 77%) einerseits, im klimatisierten Raum (im Mittel 20°C_{tr}, RF 56%) andererseits, wurden Pulsfrequenz und Respirationsvolumen gemessen. Die Versuchspersonen hatten jeweils 10 min eine Arbeit zu leisten, die bei 5 mkp/sec begann, nach 5 min Ruhepause um 1 mkp/sec anstieg und in diesem Wechsel Arbeit/Ruhepause fortgesetzt wurde, bis der Proband 140 Pulse/min erreicht hatte. Beim Arbeitsversuch im normalen Ortsklima liegt die Pulsfrequenz etwa 10–15 Pulse/min höher als bei der gleichen Leistung im klimatisierten Raum. Auch die Ruhepulsfrequenz liegt unter dem Einfluß des Ortsklimas deutlich höher. Die Abb. 2 zeigt das Verhalten der Pulsfrequenz einer Versuchsperson bei den beschriebenen Versuchen. Einer ansteigenden Arbeitsschwere entspricht eine Zunahme des Atemvolumens. Dabei lag im normalen Ortsklima das Respirationsvolumen signifikant etwa 2 Liter/min höher als im klimatisierten Raum. Die Abb. 3 zeigt die Meßergebnisse. Die Interpretation des ansteigenden Respirationsvolumens unter dem Einfluß des feuchtheißen Klimas ist schwierig. Möglicherweise spielt der Hecheleffekt eine Rolle.

b) Der Einfluß des Klimas auf einige Kreislaufgrößen im Sitzen und Stehen

Bei 13 körperlich gut trainierten Soldaten der venezolanischen Wehrmacht wurden in insgesamt 243 Messungen die Veränderungen des Blutdrucks, der Pulsfrequenz und des Fingerpulsvolumens im Sitzen und Stehen (jeweils 6 min Meßdauer) bei 2 verschiedenen Klimazuständen ermittelt (25,2°C_{tr}, RF 49,8% und 27,6°C_{tr}, RF 62,3%). Der Blutdruck wurde mit der Methode nach RIVA-ROCCI bestimmt, und das Pulsvolumen wurde mit einem Fingerplethysmographen [7] gemessen.

Bei zunehmender Lufttemperatur und bei höherer Luftfeuchte steigen Blutdruck und Fingerpulsvolumen wenig, die Pulsfrequenzen dagegen deutlich an. Im Stehversuch kommt es – verglichen mit dem Sitzversuch – zu Blutdruck- und Pulsfrequenzanstieg, wohingegen das Fingerpulsvolumen abzusinken scheint (orthostatische Ursache?). Die Signifikanz für den Einzelfall ist nicht gegeben, doch ist ein Trend in den Gruppen zu erkennen, da alle »Wärme«-Gruppen höhere Werte aufweisen. Die Abb. 4 demonstriert die Untersuchungsergebnisse.

3. Bruttoenergieumsätze und Pulsfrequenzen bei Arbeitsleistungen in Maracaibo

Venezuela gehört zu den ölreichsten Ländern der Erde, und fast alle großen Ölgesellschaften beteiligen sich an der Förderung des Öls und an der Erschließung neuer Ölfelder. Arbeiten in der Ölindustrie haben sehr verschiedene Schweregrade. So wird beispielsweise in den Werkstätten oft körperlich nicht schwer gearbeitet, wohingegen auf dem Bohrturm oder bei Taucherarbeiten am Boden des Sees von den Arbeitern hohe Leistungen verlangt werden. Der natürliche Reichtum des Landes hat zu Wohlstand geführt: Das Monatseinkommen des Venezolaners entspricht dem Jahreseinkommen der übrigen Lateinamerikaner. In den Städten und größeren Dörfern Venezuelas sind zahlreiche kleinere Industriebetriebe entstanden, die zumeist als Familienunternehmen geführt werden. Da gerade Venezuela viele Einwanderer auch aus gemäßigten Klimen aufgenommen hat, nimmt es nicht wunder, wenn beispielsweise Glasbläser ihre Betriebe im tropischen Klima nach europäischen Vorbildern betreiben. Andere Beispiele ließen sich anführen, und selbst Fließbandgeschwindigkeiten werden zunächst ohne Tempominderung aus der Montagehalle eines Landes mit gemäßigtem Klima übernommen. Auch die Arbeiter aus der Müllabfuhr und die der Zementfabriken profitieren bislang nur wenig von der Automatisierung, die durchaus angestrebt wird und auch möglich ist. In der Ölindustrie, Zementfabrikation und bei der Müllabfuhr in Maracaibo wurden Bruttoenergieumsätze bestimmt: Nach eingehender Arbeitsstudie wurden jeweils 10 min aus dem täglichen Arbeitspensum zur Messung ausgewählt. Vielfach konnte auch die Arbeitsschwere einer 6- bis 8-Stunden-Schicht ermittelt werden, wenn der Arbeitsablauf regelmäßig wiederkehrende Arbeitsminuten und Pausenzeiten aufwies. Die im 10-Minuten-Versuch ausgeatmete Luftmenge wurde mit Hilfe der Gasuhr des Max-Planck-Instituts für Arbeitsphysiologie in Dortmund gemessen. Ein bestimmter Prozentsatz der Expirationsluft wurde in einer Gummiblase gesammelt und im Anschluß an den Versuch mit dem Grundumsatz-Meßgerät der Fa. Hartmann und Braun analysiert. Das Gerät mißt nach dem physikalischen Prinzip der Wärmeleitfähigkeit mit Hilfe zweier getrennter Meßbrücken in elektrischen Analysen Sauerstoff- und Kohlendioxydkonzentration [31].

Die insgesamt 40 Bestimmungen der Energieumsätze lassen erkennen, daß die Arbeiten in der Regel einen Umsatz von weniger als 5 kcal/min erfordern. Vereinzelt wurden jedoch Energieumsätze ermittelt, die wesentlich höher liegen und sogar 9 kcal/min erreichen können. Die hohen Umsätze werden vielfach bei Arbeiten gefunden, deren Tempo von Maschinen diktiert wird. Möglicherweise wird der Arbeiter dabei überfordert. Unter Zeitdruck arbeiten auch sehr häufig Angehörige der Zulieferer-Industrie oder andere Vertragsfirmen (»contratistas«), die unter kurzfristigen Verträgen schwere und unangenehme Arbeiten zu verrichten haben. Höhere Energieumsätze finden sich auch bei den Müllwerkern, die ein bestimmtes Häusersoll zu erfüllen haben und dabei Müllbehälter unterschiedlicher Form und Größe mit verschiedenem Gewicht zu transportieren haben. Die Tab. 1 veranschaulicht die sehr verschiedenen Energieumsätze bei Arbeiten in Maracaibo und in der Umgebung.

Häufig ist es nicht möglich, Energieumsätze bei der Arbeit zu bestimmen. Zahlreiche Untersuchungen haben aber ergeben, daß die Pulsfrequenz, die bei einem Arbeitsvorgang leichter zu bestimmen oder zu registrieren ist, wesentliche Aufschlüsse über den Belastungsgrad einer Arbeit geben kann. Bei den oben beschriebenen Messungen der Energieumsätze wurde gleichzeitig die Arbeitspulsfrequenz fortlaufend registriert. Es zeigte sich, daß Pulsfrequenz und Energieumsatz einander in ihrer Höhe sinnvoll entsprechen. Die Tab. 2 demonstriert die Pulsfrequenzen bei Arbeiten in Maracaibo. Abb. 5 stellt eine Synopsis von Energieumsätzen und Pulsfrequenzen bei diesen Arbeiten dar.

Tab. 1 Energieumsätze bei Arbeiten in Maracaibo

Beruf	Energieumsatz (kcal/min)	Tätigkeit
Mechaniker	4,3	Reparaturarbeiten
Mechaniker	2,7	Pumpenreparatur
Mechaniker	3,4	Pumpenreparatur
Mechaniker	3,2	Motorreparatur
Mechaniker	3,4	Motorreparatur
Mechaniker	3,8	Preßluftmeißelarbeiten
Arbeiter	8,8	Grabenaushebung
Arbeiter	3,8	Elektrobohren
Ölarbeiter	5,5	Brunnenreinigung
Ölarbeiter	4,1	Brunnenreinigung
Ölarbeiter	4,2	Brunnenreinigung
Ölarbeiter	4,1	Brunnenreinigung
Ölarbeiter	3,4	Brunnenbohrung
Ölarbeiter	4,5	Brunnenbohrung
Ölarbeiter	5,5	Brunnenbohrung
Ölarbeiter	2,7	Brunnenbohrung
Ölarbeiter	3,4	Brunnenbohrung
Ölarbeiter	4,1	Brunnenreparatur
Ölarbeiter	4,5	Brunnenreparatur
Ölarbeiter	5,0	Schwereisentransport
Elektriker	3,5	Oberflächenreinigung
Elektriker	2,3	Oberflächenreinigung
Arbeiter	2,8	Elektrobohren
Schweißer	3,8	Elektroschweißen
Heizer	6,3	Feuerschüren
Maschinist	2,8	Schmierarbeiten
Maschinist	2,4	Schmierarbeiten
Maschinist	2,3	Schmierarbeiten
Maschinist	2,8	Schmierarbeiten
Maschinist	2,4	Schmierarbeiten
Arbeiter	3,4	Zementsacktransport
Raupenfahrer	3,4	Raupenfahren bei Erdbewegung
Müllwerker	5,5	Mülltransport
Müllwerker	7,0	Mülltransport
Müllwerker	4,2	Mülltransport
Müllwerker	3,7	Mülltransport
Müllwerker	5,4	Mülltransport

Tab. 2 Pulsfrequenzen bei Arbeiten in Maracaibo

Beruf	Pulsfrequenz (min^{-1})	Tätigkeit
Mechaniker	112	Turbinenreinigung
Mechaniker	100	Reinigungsarbeiten
Mechaniker	100	Pumpenbetätigung
Mechaniker	116	Turbinenüberprüfung
Mechaniker	122	Turbinenüberprüfung
Mechaniker	90	Pumpenreparatur
Mechaniker	108	Pumpenreparatur
Mechaniker	100	Motorreparatur
Mechaniker	90	Motorreparatur
Mechaniker	116	Brunnenreparatur
Mechaniker	100	Brunnenreparatur
Mechaniker	120	Metallarbeiten
Arbeiter	153	Luftkompressorarbeiten
Arbeiter	161	Erdbewegungen
Arbeiter	100	Manometerüberwachung
Arbeiter	105	Manometerüberwachung
Arbeiter	100	Pumpenüberwachung
Arbeiter	105	Elektrobohren
Arbeiter	140	Bohrarbeiten
Arbeiter	85	Instrumentenüberwachung
Arbeiter	100	Zementsacktransport
Bohrarbeiter	106	Brunnenbohrung
Bohrarbeiter	109	Brunnenbohrung
Bohrarbeiter	128	Brunnenbohrung
Bohrarbeiter	161	Brunnenreinigung
Bohrarbeiter	143	Brunnenreinigung
Bohrarbeiter	115	Schwereisentransport
Bohrarbeiter	139	Brunnenbohrung
Bohrarbeiter	118	Brunnenbohrung
Elektriker	95	Oberflächenreinigung
Elektriker	102	Oberflächenreinigung
Schweißer	88	Elektroschweißen
Schweißer	95	Elektroschweißen
Pumpenwärter	107	Abschmierarbeiten
Kesselarbeiter	120	Heizkesselbetreuung
Kraftfahrer	90	Lastwagenfahren
Kraftfahrer	84	Ladearbeiten

4. Untersuchungen zur körperlichen Leistungsfähigkeit der Arbeiter auf den Ölfeldern Venezuelas

E. A. MÜLLER hat 1950 [34] eine Methode zur Bestimmung der körperlichen Leistungsfähigkeit angegeben, die auf folgenden Voraussetzungen basiert: Die Pulsfrequenz steigt bekanntlich mit wachsender Arbeitsbelastung linear an. Bis zu einer Pulsfrequenz von ungefähr 170 Schlägen/min bestehen lineare Beziehungen zwischen der Herzschlagfrequenz und der Sauerstoffaufnahme. Die Steilheit des Pulsfrequenzanstiegs bei zunehmender Arbeitsschwere ist nach MÜLLER ein Maß für die individuelle körperliche Leistungsfähigkeit [35]. Als Leistungspulsindex (LPI) wird die Zunahme der Pulsfrequenz pro 1 kp · m/sec Leistungszunahme bezeichnet. Er hat die Dimension $\frac{\min^{-1}}{kp \cdot m/sec}$ und wird bei kontinuierlich steigender Belastung (0–10 mkp/sec, bei 1 mkp/sec Anstieg/min) am Fahrrad-Ergometer bestimmt. Die Berechnung des LPI als Regressionskoeffizient erfolgt aus den Pulsdifferenzen zwischen den einzelnen Belastungsstufen nach der Formel

$$LPI = \frac{\sum (y - \bar{y}) \cdot (x - \bar{x})}{\sum (x - \bar{x})^2},$$

wobei y die Pulsfrequenz, x die Belastungsstufen in mkp/sec bedeuten. Die Berechnung läßt sich nach tabellarischer Ordnung der y- und x-Werte vereinfachen.

Nach Untersuchungen von MÜLLER [34, 35] liegt der LPI bei sehr leistungsfähigen Männern zwischen 1,5 und 2,0; leistungsschwächere Personen haben Werte über 5,0. Diese Leistungspulsindices wurden bei Messungen in Deutschland gewonnen.

In dem venezolanischen Ölzentrum um Lagunillas am See von Maracaibo wurde bei Arbeitern verschiedener Berufsgruppen mit unterschiedlicher täglicher Arbeitsschwere der LPI bestimmt. Neben den einheimischen (venezolanischen) Ölarbeitern standen auch aus Europa stammende Arbeiter und Techniker für den Test zur Verfügung. Alle Probanden wurden vor der LPI-Bestimmung ärztlich untersucht, damit Krankheiten und andere gesundheitliche Störungen die Meßergebnisse nicht verfälschten. Der in den Tropen weitverbreiteten Anämie wurde dabei besonderes Augenmerk geschenkt. Die LPI-Messungen wurden in einem klimatisierten Raum (22,5°C_{tr}, RF 48%) jeweils während der Vormittagsstunden durchgeführt. Taucher, Feinmechaniker, Werkmeister, Ingenieure, Elektriker, Mechaniker und Büroangestellte hatten als Mittelwert einen LPI von 4,2, der in allen Berufsgruppen deutlich über den im gemäßigten Klima gefundenen Werten (3,0) liegt. In Tab. 3 sind die Ergebnisse im einzelnen zusammengestellt worden.

Die statistische Auswertung der LPI-Werte führt zu folgenden Resultaten:

1. Der LPI der untersuchten Europäer ist signifikant (0,01 > 2 P > 0,001) niedriger als der LPI der Büroangestellten und signifikant (0,05 > 2 P > 0,01) niedriger als der LPI der Mechaniker. Der LPI der Europäer ist nicht signifikant verschieden vom LPI der Elektriker, Ingenieure, Werkmeister, Feinmechaniker und Taucher.
2. Der LPI der Taucher ist signifikant (0,01 > 2 P > 0,001) niedriger als der LPI der Büroangestellten. Er ist nicht signifikant verschieden vom LPI der Mechaniker.
3. Der LPI der Feinmechaniker ist signifikant (0,01 > 2 P > 0,001) niedriger als der LPI der Büroangestellten und signifikant (0,05 > 2 P > 0,01) niedriger als der LPI der Mechaniker. Der LPI der Feinmechaniker ist nicht signifikant verschieden vom LPI der Elektriker.
4. Die LPI-Werte der Werkmeister, der Ingenieure, der Elektriker und der Mechaniker sind nicht signifikant verschieden von den LPI-Werten der Büroangestellten.

Tab. 3 *Leistungspulsindices bei verschiedenen Berufsgruppen in Venezuela*

Beruf	n	LPI	Alter (Jahre)	Hb n. SALI (gr %)
Taucher	7	3,17 ± 1,73	34,3 ± 1,9	17,56 ± 1,12
Feinmechaniker	7	3,72 ± 0,73	28,1 ± 2,8	17,59 ± 1,51
Werkmeister	11	4,10 ± 1,16	34,2 ± 5,6	17,86 ± 1,05
Ingenieure	11	4,18 ± 1,61	37,2 ± 9,2	17,76 ± 1,59
Elektriker	8	4,35 ± 1,09	35,4 ± 10,3	17,52 ± 1,82
Mechaniker	43	4,44 ± 1,41	31,7 ± 6,2	17,82 ± 1,18
Büroangestellte	15	4,85 ± 0,81	29,3 ± 5,8	17,84 ± 0,86
Europäer	14	3,44 ± 1,41	36,7 ± 4,0	17,64 ± 1,18

Die LPI-Werte der Ölarbeiter in Lagunillas zeigen, daß die körperliche Leistungsfähigkeit in dem tropischen Klima Venezuelas deutlich reduziert ist, wenn man die in Deutschland ermittelten LPI-Werte als Maß der individuellen körperlichen Leistungsfähigkeit zum Vergleich heranzieht. Nur die Taucher, die in ihrer Berufsgruppe Schwerarbeit zu leisten haben, haben einen mittleren LPI, der den in Deutschland gefundenen LPI-Werten entspricht. Dabei mögen konstitutionelle Faktoren und das tägliche Arbeitspensum als Trainingsreiz eine besondere Rolle spielen. Darüber hinaus demonstrieren die Meßergebnisse allgemein eine gewisse Abhängigkeit zwischen der LPI-Höhe und der Schwere der täglichen Berufsarbeit.

Wie aus der Tabelle hervorgeht, haben die Taucher unter den venezolanischen Ölarbeitern den niedrigsten LPI. Er entspricht in dieser Höhe dem Mittelwert aller LPI-Messungen bei Männern in Deutschland. Die im Beruf täglich erbrachte Arbeitsleistung fördert die Entwicklung einer guten körperlichen Kondition. Büroangestellte, die zumeist in klimatisierten Räumen ihrer Arbeit nachgehen, haben den höchsten LPI unter allen Berufsgruppen. Auch die sogenannten »Mechaniker«, ungelernte Arbeiter, die zumeist nur Hilfsdienste mit geringem Energieaufwand zu leisten haben, weisen als Individuum und als Berufsgruppe einen hohen LPI als Ausdruck der eingeschränkten körperlichen Kondition auf.

Die Europäer, die sich für die LPI-Bestimmung zur Verfügung stellten, wiesen einen mittleren Wert von 3,4 auf, er weicht praktisch nicht von dem mittleren LPI bei deutschen Arbeitern ab. Die Abb. 6 zeigt die LPI-Werte bei 3 Berufsgruppen venezolanischer Ölarbeiter. In der Abb. 7 sind die LPI-Werte der venezolanischen und europäischen Ölarbeiter dargestellt. Die Berechnung ergab, daß sich die LPI-Werte der untersuchten Gruppen zwar nicht signifikant unterschieden, daß sich vermutlich aber ein signifikanter Unterschied ergeben hätte, wenn das Kollektiv der untersuchten Europäer etwas größer gewesen wäre.

In den Tropen wird jede stärkere körperliche Anstrengung nach Möglichkeit vermieden, so daß im Regelfall der aktuelle Hitzeadaptationsgrad nicht gleich dem potentiellen Grad ist. Schwerarbeiter sind zumeist stark hitzeadaptiert und erledigen ihr Arbeitspensum ohne wesentliche subjektive Beschwerden. Bei einer Umfrage unter den LPI-Probanden im Ölcamp Lagunillas ergab sich, daß von den venezolanischen Ölarbeitern nur etwa 40% irgendeiner sportlichen Betätigung in der Freizeit nachgingen. Dabei handelt es sich zumeist um Sportarten, die keine großen körperlichen Anstrengungen erfordern. Der Leistungssport ist zu unbequem, und das Spiel mit Holzkugeln – bolas criollas, eine Art Boccia – steht an erster Stelle im Reigen sogenannter sportlicher Tätigkeiten. Von den in Venezuela tätigen Europäern treiben etwa 70% Sport, wobei

Tennis oder gar das Fußballspiel sonderlich beliebt sind. Die Arbeitsbelastung des Alltags reicht bei den meisten Venezolanern nicht aus, eine optimale Adaptation zu bewirken, und auch die körperliche Kondition ist beim »Normal«-Venezolaner schlechter als bei Bewohnern gemäßigter Klimazonen.

HERNANDEZ DEL GALLEGO et al. [17] haben bei Venezolanern eine Leistungsminderung von 25% gegenüber mitteleuropäischen Arbeitern ermittelt. Dieser Wert stützt sich auf LPI-Bestimmungen. Versuche mit Kurzarbeiten am Fahrrad-Ergometer haben die Annahme einer um 25% verminderten körperlichen Leistungsfähigkeit im tropischen Klima Venezuelas zu erhärten vermocht. Diese Versuche wurden nach einem Vorschlag von MEYER-DELIUS nach folgendem Ablauf durchgeführt: 2 Gruppen mit je 7 Handarbeitern aus Maracaibo (Gruppe 1: LPI = 2,8, Vitalkapazität 3900 ccm, Alter 24 Jahre; Gruppe 2: LPI = 4,3, Vitalkapazität 3300 ccm, Alter 21 Jahre) arbeiteten mit 6 und 8 mkp/sec 6 min lang, dann folgte eine 5minütige Pause und danach erneut eine Arbeit von 6 min. Beide Gruppen leisteten die gleiche Arbeiten im normalen Ortsklima ($28,8 \pm 0,9°C_{tr}$, RF $62,0 \pm 6,4\%$) und im klimatisierten Raum ($22,5 \pm 1°C_{tr}$, RF $48,0 \pm 4\%$).

Im normalen Ortsklima lagen die Pulsfrequenzen der Gruppe 2 bei Arbeiten von 6 und 8 mkp/sec über der empfohlenen [52] oberen Grenze für Pulsfrequenzen bei Dauerarbeiten (ca. 115 Pulse/min), wohingegen die Angehörigen der Gruppe 1 mit ihren Pulsfrequenzen innerhalb zulässiger Grenzen blieben. Eine Arbeit von 8 mkp/sec ließ die Pulsfrequenzen der Probanden in der ersten Gruppe auch schon im klimatisierten Raum die empfohlene obere Grenze überschreiten. Die Abb. 8 und 9 demonstrieren die Ergebnisse der Arbeitsversuche mit den beiden Handwerkergruppen aus Maracaibo.

Im gemäßigten Klima (Deutschland) sind Dauerleistungen von 10 mkp/sec am Fahrrad-Ergometer über mehrere Stunden möglich [36]. Dabei befindet sich der Arbeiter im »steady state«. Die Versuche in Maracaibo zeigen, daß unter ähnlichen klimatischen Bedingungen (klimatisierter Raum, der etwa dem gemäßigten Klima in Deutschland entspricht) im tropischen Venezuela die obere Grenze für Dauerleistungen im »steady state« bei 8 mkp/sec liegt. Dieser Wert bestätigt die Untersuchungen von HERNANDEZ DEL GALLEGO et al. [17] und die von ihnen für Venezuela ermittelte Leistungsminderung von ca. 25%.

5. Trainingsversuche zur Verbesserung der körperlichen Leistungsfähigkeit und der Hitzetoleranz

Nachdem die LPI-Werte eine deutliche Abhängigkeit von der individuellen Arbeitsschwere im Alltag und von der sportlichen Betätigung in der Freizeit aufzeigten, lag es nahe, Trainingsversuche zur Verbesserung der Leistungsfähigkeit durchzuführen. Dabei sollte es sich nicht um ein Hitzetraining im Sinne der künstlichen Akklimatisierung handeln, wie sie bei der Neueinstellung nicht-akklimatisierter Arbeiter in Hitzebetrieben (Bergwerken) seit Jahren praktiziert wird [47, 60], da diese Form des Trainings bewußt Belastungen auferlegt, die subjektiv als unangenehm empfunden werden und demzufolge keine breite Anwendung bei einer Bevölkerung finden können, obwohl nicht zu bezweifeln ist, daß schwere Arbeit im feuchtheißen Klima optimale Reize auf die Adaptationsvorgänge ausübt [24, 15].

In Maracaibo wurde deshalb versucht, den Effekt eines »Kalt-Trainings« (Arbeit im klimatisierten Raum) auf die Toleranz des normalen Ortsklimas (Hitzetoleranz) zu prüfen. Die Versuche konnten auf der Erfahrung basieren, daß Leistungssportler – ausgenommen Schwimmer [30, 43] – unter dem Einfluß eines tropischen Klimas weniger subjektive Beschwerden haben als andere Menschen.

Die Versuche zum »Kalt-Training« liefen zunächst nach der folgenden Anordnung ab: Nachdem die Versuchspersonen (2 gesunde Venezolaner) im normalen Ortsklima (29°C_{tr}, RF 74%) einmal 21 Minuten lang eine Hitzearbeit von 12 bzw. 14 mkp/sec am Fahrrad-Ergometer unter fortlaufender Registrierung der Pulsfrequenzen geleistet hatten, wurde an 30 aufeinanderfolgenden Wochentagen (Montag bis Sonnabend) im klimatisierten Raum (20°C_{tr}, RF 60%) am Ergometer eine mittelschwere Trainingsarbeit absolviert, die darin bestand, daß zunächst der LPI gefahren wurde und dann die Arbeitsschwere kontinuierlich um 1 mkp/sec anstieg, bis der Proband 140 Pulse/min erreicht hatte. Nach den 30 Trainingstagen wurde erneut die gleiche Hitzearbeit wie vor Beginn des Trainings als Test geleistet. Durch das »Kalt-Training« hatte sich die physische Leistungsfähigkeit offensichtlich verbessert, denn die Pulsfrequenzen lagen bei der Hitzearbeit etwa 10–15 Schläge/min unter denen, die vor Beginn des Trainings gezählt wurden (eindeutige Signifikanz, Irrtumswahrscheinlichkeit $2\alpha < 0{,}01$). Außerdem gaben die Probanden spontan an, daß die Arbeit im normalen Ortsklima subjektiv weniger Unannehmlichkeiten verursache. Die Abb. 10 zeigt die Pulsfrequenzen beim Hitzetest vor und nach dem »Kalt-Training«.

Die Pulsfrequenz 140/min garantiert nicht in jedem Falle einen Trainingseffekt: Bei einem Probanden wurde eine unbeeinflußbare Ruhepulsfrequenz von 110 Schlägen/min gefunden, und ein »Kalt-Training« mit Belastungen bis zu Pulsfrequenzen von 140 Schlägen/min erbrachte praktisch keine Verbesserung der Kondition.

In den nächsten Experimenten wurde deshalb eine modifizierte Versuchsanordnung für das Training gewählt: Zunächst wurde der LPI gefahren, dann stieg die Arbeitsschwere je Minute um 1 mkp/sec an, bis eine Pulsfrequenz erreicht war, die um 70 Schläge/min über der vor dem Trainingsbeginn nach ½stündigem Liegen ermittelten Ruhepulsfrequenz lag. Mit der bei dieser Pulsfrequenz erreichten Arbeitsschwere wurden weitere 7 min gefahren. Nach 30 Trainingstagen wurde ein Leistungszuwachs von 1,3 mkp/sec bzw. 2,1 mkp/sec erzielt, die Leistungsfähigkeit hatte sich um 12,5 bzw. 13,3% verbessert. Der objektive Leistungszuwachs äußerte sich beim nachfolgenden Hitzetest in einer deutlich reduzierten subjektiven Belästigung durch die Arbeit im normalen Ortsklima. Die Abb. 11 demonstriert den Leistungszuwachs und das Verhalten der Pulsfrequenzen während der einzelnen Trainingswochen.

III. Diskussion

Der Mensch gehört zu den homoiothermen Lebewesen. Seine Körperkerntemperatur beträgt im Mittel 37°C und wird in dieser Höhe nahezu konstant gehalten. Es wird aber berichtet (HERRINGTON), daß Rektaltemperaturen von 25°C und 43°C überlebt wurden. Im wesentlichen kann die Körpertemperatur auf zweifache Art beeinflußt werden: Thermische Bedingungen, unter denen der Mensch lebt, können zu gleichsinnigen Körperkerntemperaturveränderungen führen. Andererseits kann die Wärmeproduktion in den Körpergeweben die Körpertemperatur verändern. Bei Muskelarbeit, die kurzfristig den Ruheumsatz um das 30fache steigern kann, kommt es zu einer erheblichen Wärmebildung im Organismus. Die Konstanz der Körpertemperatur ist nur dann gewährleistet, wenn Wärmegewinn und Wärmeverlust einander entsprechen. Konvektion, Strahlung und Schweißverdunstung auf der Haut sind die wirksamen Faktoren bei der Erhaltung des Wärmegleichgewichts. Der Schweißbildung und -verdunstung kommt dabei besondere Bedeutung zu. Vielfach – das gilt insbesondere für die Tropen – muß unter ungünstigen thermischen Bedingungen körperlich gearbeitet werden, so daß die Abgabe der Körperwärme erschwert ist. In einem tropischen Klima ist deshalb bei vielen Arbeiten mit einem Abfall der Leistungsfähigkeit zu rechnen. Klimakammerversuche allein sind nicht geeignet, über die Belastungen durch ein tropisches Klima verbindliche Auskunft zu geben, da die Hitzeexposition oder Hitzearbeit zumeist nur während einiger Stunden erfolgt. Die Dauerexposition – wie sie in den Tropen gegeben ist – wird wenig berücksichtigt, und außerdem ist bei den Probanden der Klimakammerversuche und den Tropenbewohnern ein unterschiedlicher Hitzeadaptationsgrad anzunehmen, so daß ihre Reaktionen nicht ohne Einschränkung vergleichbar sind. Untersuchungen im natürlichen Tropenklima haben deshalb ihre besondere Bedeutung.

In Maracaibo herrscht ein Klima, das dem des tropischen Regenwaldes zu vergleichen ist. Hier ersetzt der See mit seiner riesigen Wasserfläche und der stetigen Verdunstung unter der Tropensonne das Feuchte-Reservoir des Waldes. Der hohe Feuchtegehalt der Luft verhindert eine wirksame Abkühlung während der Nachtstunden, obwohl in dieser Zeit eine subjektiv angenehme Brise weht. Insgesamt aber ist das Klima am See von Maracaibo als ausgesprochen gleichförmig zu bezeichnen: Die Effektivtemperatur NET (Abb. 1) schwankt während der Tagesstunden im Laufe eines Jahres nur um 5°C, d. h. sie bewegt sich zwischen 25 und 30°C.

Unter dem Einfluß dieses Klimas ist nicht nur ein Leistungsabfall bei zahlreichen Tätigkeiten zu erwarten, sondern es ist auch mit den ungünstigen Auswirkungen einer verzögerten Erholphase (Nachtruhe) zu rechnen. Viele physiologische Reaktionen sind unter dem Einfluß eines tropischen Klimas anders. So haben Untersuchungen gezeigt, daß im feuchtwarmen Klima die Hautdurchblutung zunimmt. Dabei kommt es zu einem Anstieg der Pulsfrequenz und des Herzschlagvolumens. BURCH [8, 9] konnte nachweisen, daß im tropischen Klima von New Orleans auch bei körperlicher Ruhe das Herzschlagvolumen im Mittel um 57% ansteigt. Diese Mehrarbeit des Herzkreislaufsystems, die auch bei körperlicher Belastung zu beobachten ist (Abb. 2), geht auch mit einer gesteigerten Respirationstätigkeit einher (Abb. 3). Gesunden Menschen ist eine solche Mehrarbeit des cardiorespiratorischen Systems durchaus zuzumuten. Patienten mit eingeschränkter Herzleistung können jedoch ungünstige thermische Bedingungen, wie sie in den Tropen herrschen, an den Rand der Dekompensation bringen. Klimatisierte Ruheräume und Krankenzimmer sind deshalb überall von entscheidendem Wert, wo ungünstige thermische Bedingungen auftreten können, die ja auch in Zonen mit subtropischem oder gar gemäßigtem Klima beobachtet werden.

Auch für den gesunden Menschen stellen die thermischen Bedingungen der Tropen eine Belastung dar. Eine erschwerte Wärmeabgabe wird als unangenehm empfunden, und die Wärmeproduktion bei körperlicher Arbeit ist unbequem, wenn die Wärmeabgabe mit Hilfe der Schweißverdunstung erfolgen muß. Diese Fakten spielen möglicherweise für die Hitzeadaptation und für die Leistungsminderung in den Tropen eine Rolle. Aus Tab. 1 geht hervor, daß die meisten Arbeiten so ausgeführt werden, daß die Bruttoenergieumsätze unter 5 kcal/min liegen. Nur vereinzelt wurden höhere Energieumsätze ermittelt. Dabei handelt es sich um Arbeiten, die unter Zeitdruck ausgeführt werden. So haben die Müllwerker ein bestimmtes Häusersoll zu erfüllen. Müllbehälter unterschiedlicher Form und Größe, daneben ein überhöhter Lkw als Müllauto, bedingen eine Schwerarbeit, die bei einer Korrektur der Arbeitsbedingungen auf ein erträgliches Maß reduziert werden könnte. In der Ölindustrie wurden einerseits Energieumsätze bestimmt, die kaum über dem Ruheumsatz liegen, und andererseits lagen die Arbeitsanforderungen deutlich über einem zulässigen Wert. Auch hier geht es um die optimale Ausnutzung teurer Maschinen, deren Arbeitstempo sich der Mensch anzupassen hat.

Pulsfrequenzen um 160 Schläge/min sind dabei keine Seltenheit. Infolge gewerkschaftlicher Organisation der Ölarbeiter werden besonders schwierige oder unangenehme Arbeiten sogenannten »contratistas« – Vertragsfirmen – übertragen. Bei den kurzfristigen Verträgen werden die Arbeiter erheblich beansprucht: Energieumsätze bis zu 9 kcal/min wurden beobachtet.

Feldversuche und Laboruntersuchungen haben gezeigt, daß im Klima Maracaibos Bruttoenergieumsätze bis 5 kcal/min toleriert werden können. Bei diesen Umsätzen bewegt sich die Erholungspulsfrequenz in ihrer Rückkehr zur Ruhepulsfrequenz noch im Bereich der Norm. Sinngemäß sollte eine Arbeitspulsfrequenz von 120 Schlägen/min bei Dauerleistungen nicht überschritten werden.

In Klimakammerversuchen haben zahlreiche Autoren den Leistungsabfall bei Arbeiten im feuchtwarmen Klima nachgewiesen. Bei Effektivtemperaturen, die 26–27°C überschreiten, wird ein Leistungsabfall für körperliche Dauerarbeiten gefunden [27, 51, 52]. Für geistige Dauerleistungen findet sich ein entsprechender Abfall bei Effektivtemperaturen zwischen 27 und 28°C [26, 54, 53]. Nachdem sich diese Befunde auf Untersuchungen und Experimente mit hitzeadaptierten Menschen stützen, können die Ergebnisse nicht einfach auf die Leistungsfähigkeit der Tropenbewohner übertragen werden, die selten optimal hitzeadaptiert sind.

Die LPI-Bestimmungen lassen erkennen, daß die individuelle Leistungsfähigkeit der Ölarbeiter etwa 25% unter den vergleichbaren Werten bei deutschen Arbeitern liegt. Der Prozentsatz der körperlichen Leistungsminderung steht in Übereinstimmung mit Befunden von Motles et al. [33], die bei Chilenen in Fahrrad-Ergometer-Versuchen eine gegenüber schwedischen Probanden um 30% verminderte körperliche Leistungsfähigkeit ermittelten. Einheimische Ölarbeiter weisen die ausgeprägtere Leistungsminderung auf, wohingegen die aus Europa oder Nordamerika stammenden Arbeiter in Venezuela einen günstigeren LPI haben. Diese verschiedenen Leistungspulsindices könnten auf die unterschiedlichen Belastungen bei körperlicher Arbeit im täglichen Beruf oder bei sportlicher Betätigung zurückzuführen sein. Die Untersuchungsergebnisse demonstrieren, daß die natürliche Hitzeadaptation auch bei jahrzehntelangem Aufenthalt in einem tropischen Klima zwar einen bestimmten Grad erreicht hat, aber noch sicher weiter gesteigert werden könnte, wenn entsprechende Trainingsreize vorliegen.

Die in tropischen Ländern allgemein verminderte körperliche Leistungsfähigkeit spielt für das Leistungspotential eines Landes – sofern es um den Einsatz bloßer Körperkraft geht – keine besondere Rolle. Eine optimale körperliche Leistungsfähigkeit – das Fitsein – hat aber unter dem Gesichtspunkt der Hitzetoleranz und des individuellen Komfortgefühls große sozialmedizinische Bedeutung.

Eine verbesserte individuelle körperliche Leistungsfähigkeit ließe den Tropenbewohner den Aufenthalt und die Arbeit unter ungünstigen thermischen Bedingungen leichter ertragen. Im Regelfall wird die körperliche Betätigung unter ungünstigen thermischen Bedingungen als subjektiv unangenehm empfunden, und die körperliche Arbeit (Bewegung, Sport) wird auf ein Mindestmaß eingeschränkt. Zwischen der maximalen körperlichen Leistungsfähigkeit und der täglich ausgeübten körperlichen Arbeit bestehen enge Beziehungen: Die körperliche Arbeit und zusätzliche sportliche Betätigung können als Trainingsreiz fungieren, sofern die Belastungen über die Normalbeanspruchung hinausgehen. Am Beispiel des Muskels sei diese Aussage erläutert: Wenn keine Trainingsreize erfolgen, so atrophiert der Muskel, und seine Kraft nimmt so lange ab, bis die im täglichen Leben ausgeführten Kontraktionen einem Drittel der Maximalkraft entsprechen. Von diesem Augenblick an wirken sie – wieder – als Trainingsreiz. Der bei einer Schwerarbeit geforderte Kraftaufwand wirkt nur so lange als Trainingsreiz, bis die Muskelkraft das 3fache des bei der täglichen Arbeit eingesetzten Wertes erreicht hat.

Versuchsergebnisse von MÜLLER [36, 37, 38] objektivieren die Beobachtung, daß im allgemeinen bei der täglichen Arbeit – auch wenn sie sogenannte Schwerarbeit ist – nur ein Drittel der Maximalkraft eingesetzt wird, und daß ein Kräfteeinsatz, der die Hälfte des maximal möglichen übersteigt, selten vorkommt. Nach LEHMANN [22] werden im Regelfall nur etwa 30%, nach ASTRAND [4] höchstens bis zu 50% des maximal möglichen Leistungsvermögens bei der täglichen körperlichen Berufsarbeit eingesetzt. Belastungen am Arbeitsplatz, die diesen Wert übersteigen, werden als unangenehm empfunden.

Neben dem Krafttraining, das sich auf einzelne Muskelgruppen bezieht, existiert das allgemein wichtigere Dauerleistungstraining, bei dem Pulsfrequenz und der Blutdruck absinken, das Herzschlagvolumen ansteigt und die Schwitzschwelle zeitlich vorverlegt wird. Insgesamt kommt es dabei zu einem ökonomischeren Kreislaufverhalten mit erniedrigter Atemfrequenz uud niedrigeren Grundumsatzwerten. Die Vermittlung körperlichen und sportlichen Trainings an weite Bevölkerungskreise ist eine Aufgabe von großer sozialer Bedeutung, da optimale individuelle Leistungsfähigkeit und Gesundsein eng miteinander verknüpft sind (LEHMANN).

In Hitzebetrieben wird seit Jahren ein Training mit dem Ziel der Hitzeadaptation betrieben [47, 60, 43, 50]. Die Methoden lassen sich jedoch nicht auf Bemühungen übertragen, die notwendig sind, weite Bevölkerungskreise zu »trainieren«. Die in Venezuela durchgeführten Trainingsversuche am Fahrrad-Ergometer lassen erkennen, daß bereits ein mittelschweres Training im klimatisierten Raum die Hitzetoleranz wesentlich verbessert. In 4–5 Wochen läßt sich ohne wesentliche subjektive Belastung die individuelle Leistungsfähigkeit steigern. Untersuchungen von GARDEN et al. [15. 16] haben zwar den Nachweis erbracht, daß ein Training im feuchtheißen Klima den bestmöglichen Adaptationseffekt bringt, aber diese Trainingsmethoden lassen sich wohl nur in der Industrie und beim Militär anwenden, für eine Gesamtbevölkerung sind sie ungeeignet.

Regelmäßige sportliche Betätigung dürfte wohl am ehesten das subjektiv Angenehme mit dem Nützlichen des Trainingseffekts verbinden. Dabei kann der Sport im natürlichen Umgebungsklima durchgeführt werden, für die Erholphase sollten aber klimatisierte Ruheräume oder ein Schwimmbad zur Verfügung stehen. Das Schwimmen stellt kein Hitzetraining dar: Das Schweißdrüsensystem wird nicht trainiert, da die Wärmeabgabe per convectionem erfolgt. Untersuchungen von PIWONKA et al. [43] haben den ungünstigen Trainingseffekt des Schwimmens bestätigt, und in Untersuchungen zur körperlichen Leistungsfähigkeit im Hitzeklima von MEYER-DELIUS [30] nehmen die Schwimmsportler den vorletzten Platz ein. Die Hebung der körperlichen Leistungsfähigkeit bei Tropenbewohnern sollte nicht nur bei den zugewanderten Europäern ein vornehmes Anliegen sein, weil sie dem tropical fatigue entgegenwirkt, vielmehr sollten sich die Bemühungen auch auf die einheimische Bevölkerung erstrecken, damit auch bei ungünstigen thermischen Bedingungen die Freude an der Arbeit und der Wille zum Gesundsein bleibt und wächst.

IV. Zusammenfassung

Im Institut für Arbeitsmedizin und Industriehygiene an der Universität von Zulia in Maracaibo (Venezuela) wurden Daten über das im Staat Zulia (9. bis 11. Grad nördlicher Breite, 71. bis 72. Grad östlicher Länge) herrschende Klima gesammelt: Im Laufe eines Jahres schwankt die Lufttemperatur in der Zeit von 9 Uhr vormittags bis 16 Uhr nachmittags um nur 6,5°C. Bei Höchsttemperaturen um 36°C und Tiefsttemperaturen um 28°C herrscht im Mittel eine Lufttemperatur von 32,5°C. Die relative Luftfeuchte schwankt zwischen 46 und 80%, sie liegt im Mittel bei 60%. Die Luftbewegung ist unterschiedlich: Während 8 von 24 Stunden herrscht praktisch Windstille, etwa 8 Stunden lang werden Windgeschwindigkeiten bis zu 3 m/sec, in den restlichen 8 Tagesstunden solche über 3 m/sec gemessen. Die Effektivtemperatur NET beträgt im Mittel 28°C, sie schwankt zwischen 25 und 30°C.
Bei körperlicher Arbeit unter dem Einfluß dieses Klimas werden Pulsfrequenzen gemessen, die um 10–15 Schläge/min über denen liegen, die bei der gleichen Arbeit im gemäßigten Klima registriert werden. Sinngemäße Unterschiede bestehen auch bei dem Respirationsvolumen und bei Fingerpulsvolumina. Bei Arbeitsschweren über 5 kcal/min übersteigt die Pulsfrequenz das empfohlene Limit von 120 Schlägen/min. Die Energieumsätze bei Arbeiten in Maracaibo liegen zumeist unter 5 kcal/min. Einige Arbeiten, die in ihrem Ablauf von Maschinen diktiert werden, oder die unter Zeitdruck geschehen, führen zu erheblich höheren Energieumsätzen mit den entsprechenden Pulsfrequenzen. Mit der LPI-Methode wurde die körperliche Leistungsfähigkeit bei Angehörigen verschiedener Berufsgruppen mit unterschiedlicher Arbeitsschwere bestimmt: Als Mittelwert aller Messungen wurde ein LPI von 4,2 gefunden. Der Vergleichswert für deutsche Arbeiter liegt bei 3,0. Arbeiter in Berufen mit körperlicher Anstrengung und Sporttreibende haben einen günstigeren LPI und demonstrieren so eine bessere körperliche Leistungsfähigkeit etwa 25% unter dem Wert, der im gemäßigten Klima beobachtet wird. Experimente und Energieumsatzbestimmungen lassen erkennen, daß die obere Grenze für Dauerleistungen in Venezuela bei 7–8 mkp/sec entsprechend einem Arbeitsenergieumsatz von 4,2 bis 4,8 kcal/min liegt.
Die körperliche Leistungsfähigkeit kann um 15–20% angehoben werden, wie Trainingsversuche am Fahrrad-Ergometer demonstrieren. Eine Verbesserung der körperlichen Leistungsfähigkeit wirkt dem tropical fatigue entgegen und stellt somit einen wesentlichen Faktor zur Verbesserung des Komfortgefühls in den Tropen dar. Es ist eine vornehme sozialmedizinische Aufgabe, weiten Kreisen der Bevölkerung Möglichkeiten zu körperlichem (sportlichem) Training zu schaffen.

V. Abbildungsanhang

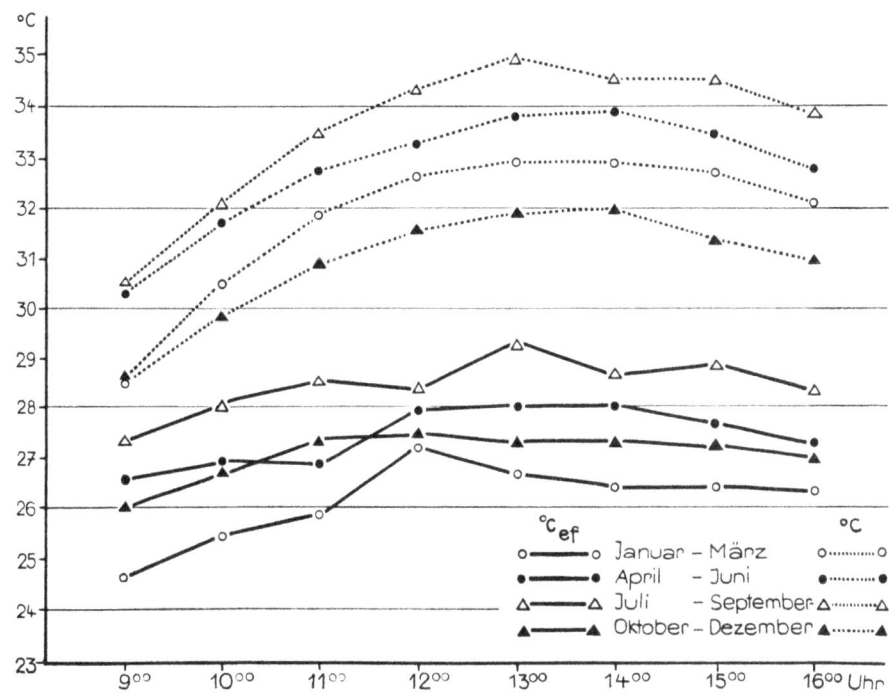

Abb. 1 Lufttemperatur und Effektivtemperatur NET in Maracaibo

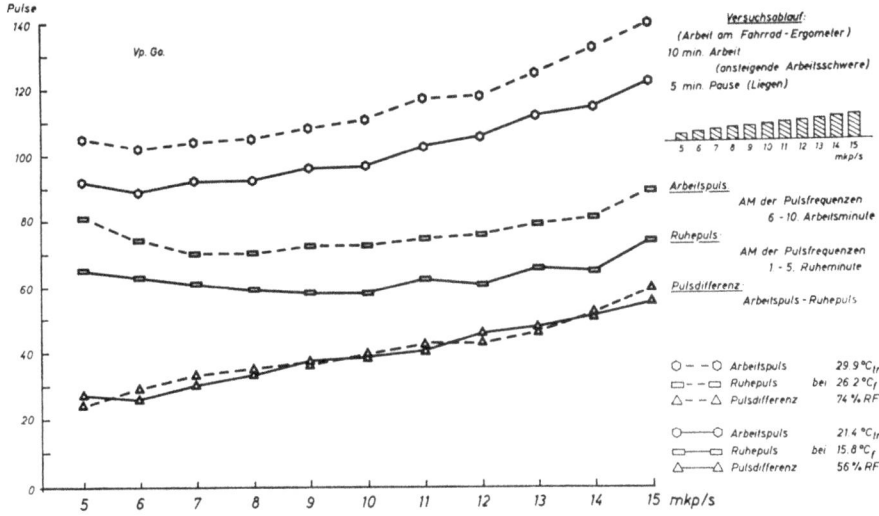

Abb. 2 Pulsfrequenz bei ansteigender Arbeitsschwere
und unterschiedlicher Umgebungstemperatur

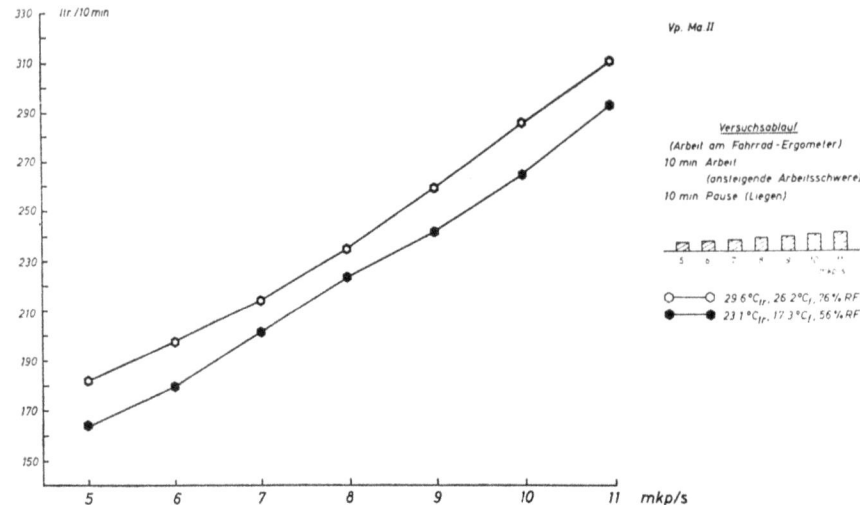

Abb. 3 Atemvolumen (Expiration, Liter/10 min) bei ansteigender Arbeitsschwere und unterschiedlicher Umgebungstemperatur

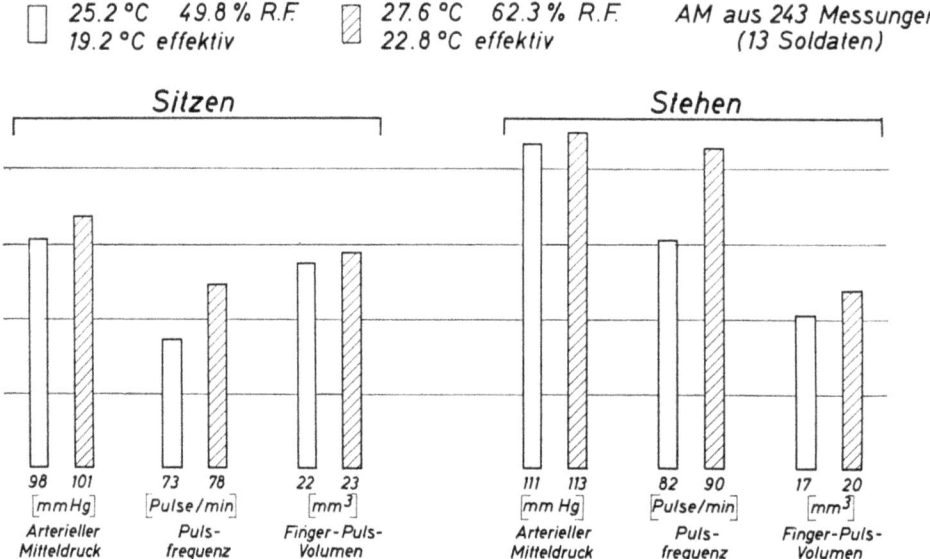

Abb. 4 Pulsfrequenz, Pulsvolumen und Blutdruck bei unterschiedlichem Klima

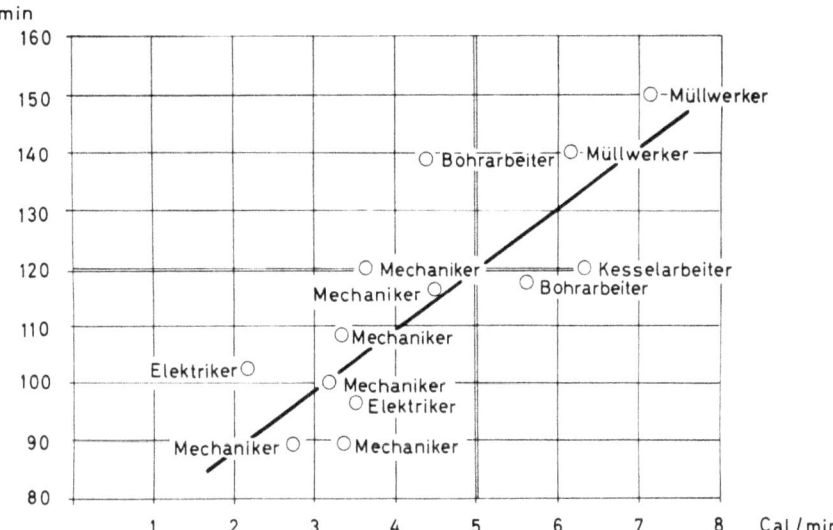

Abb. 5 Pulsfrequenzen und Energieumsätze bei verschiedenen Tätigkeiten in Maracaibo

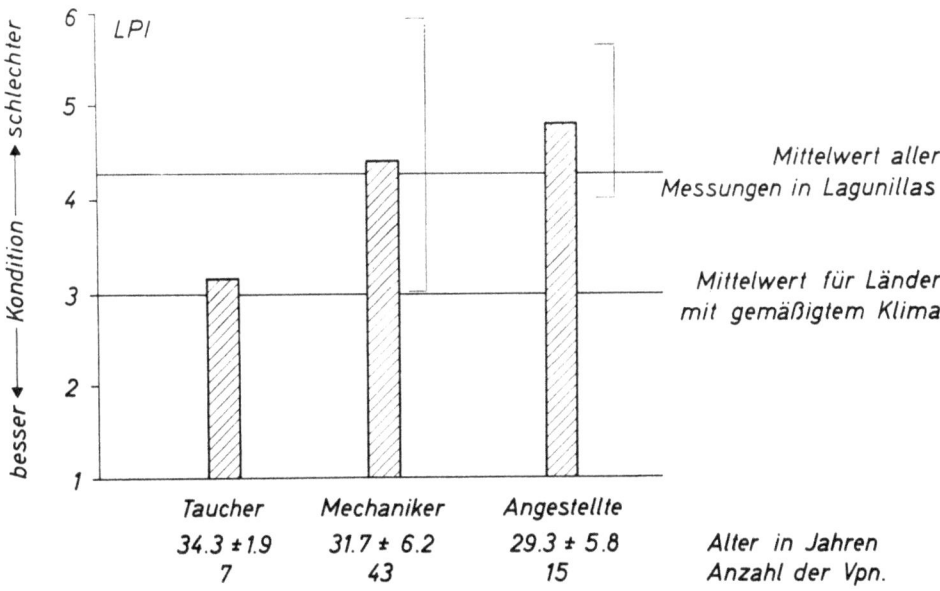

Abb. 6 Leistungspulsindex bei Ölarbeitern in Lagunillas:
Abhängigkeit von der beruflichen Arbeitsschwere

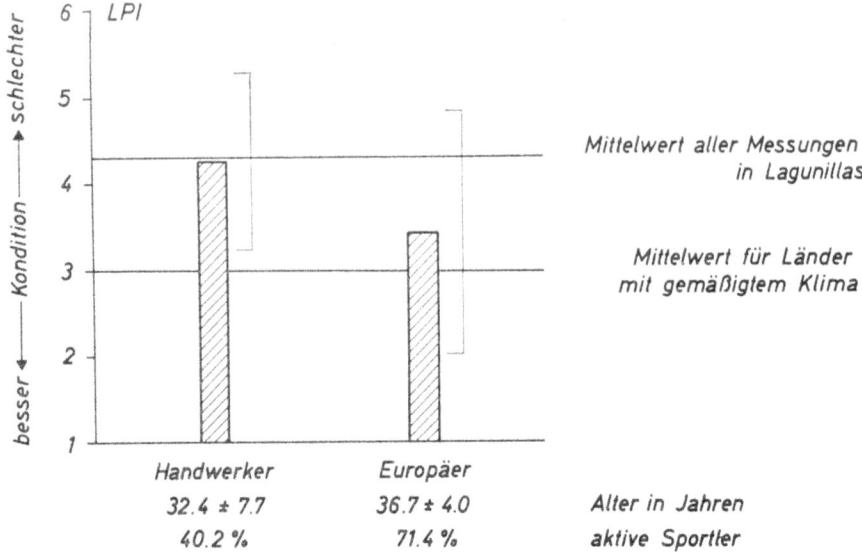

Abb. 7 Leistungspulsindex bei Ölarbeitern in Lagunillas: Abhängigkeit von der sportlichen Betätigung

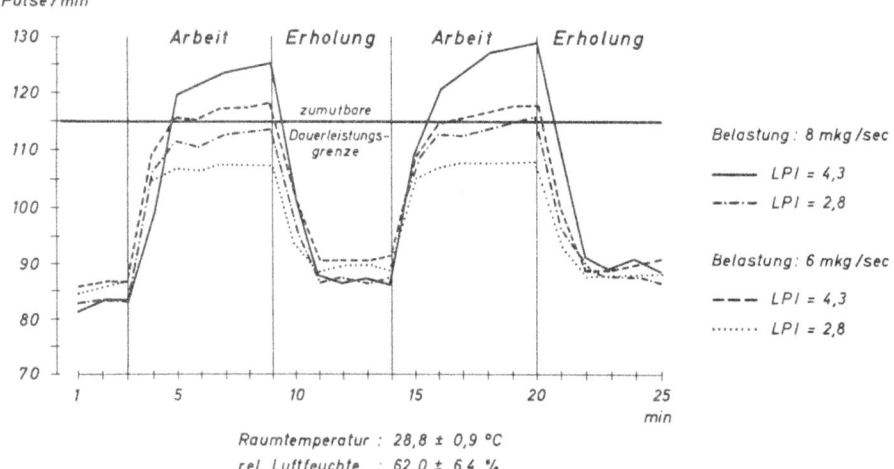

Abb. 8 Pulsfrequenzen bei Ergometerarbeiten und Ruhepausen bei Personen mit unterschiedlichem LPI im normalen Umgebungsklima

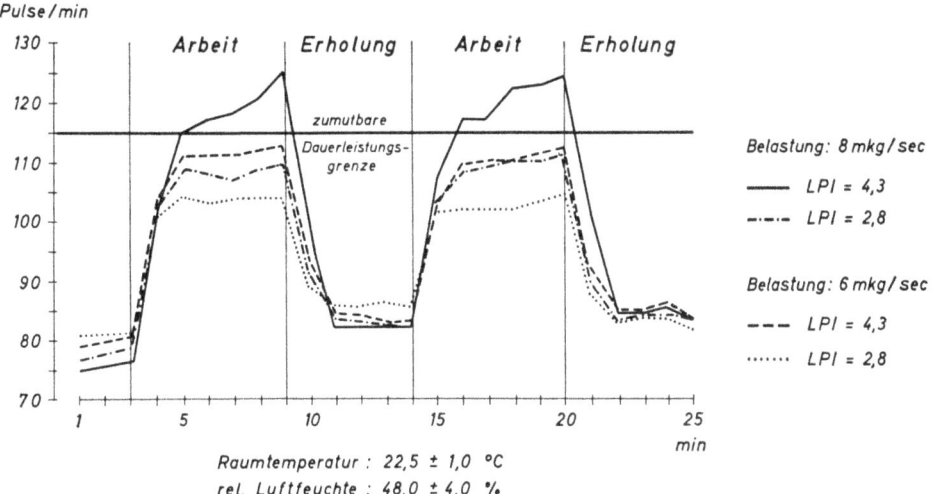

Abb. 9 Pulsfrequenzen bei Ergometerarbeiten und Ruhepausen bei Personen mit unterschiedlichem LPI im klimatisierten Raum

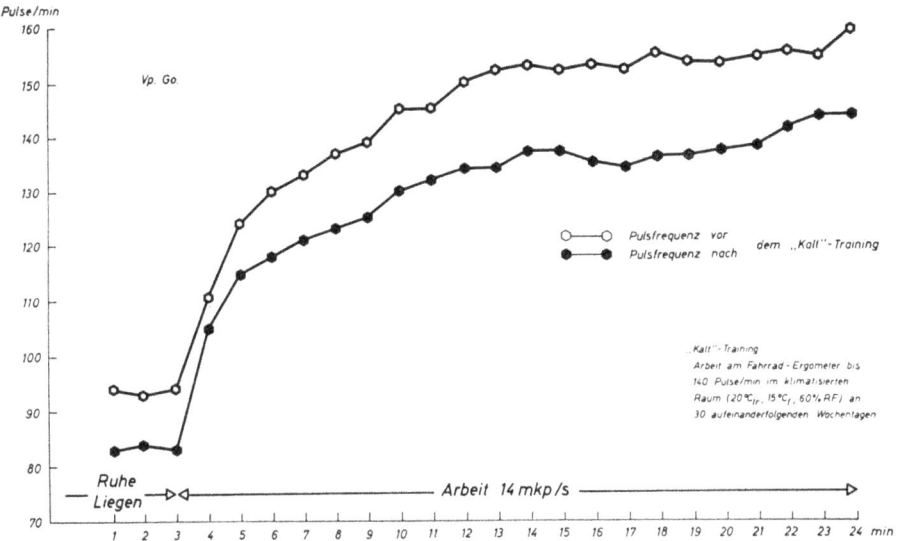

Abb. 10 Der Einfluß des »Kalt-Trainings« auf die Pulsfrequenz bei Ergometerarbeit im Umgebungsklima (28,7° C_{tr}, RF 71%)

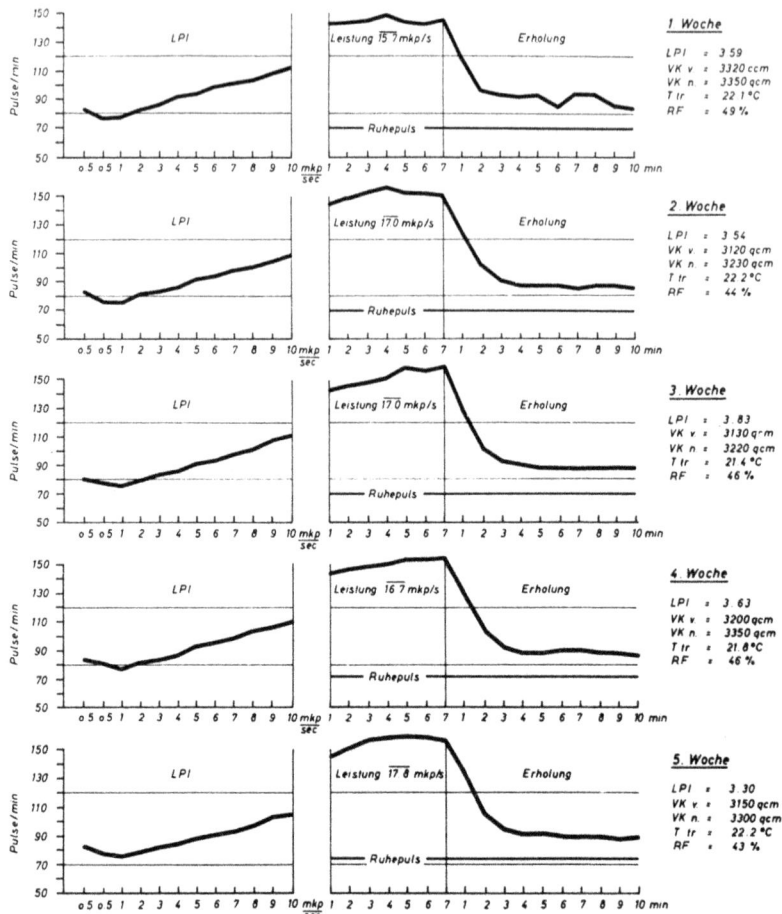

Abb. 11 Leistungszuwachs durch »Kalt«-Training am Fahrrad-Ergometer

VI. Literaturverzeichnis

[1] ADAM, J. M., F. P. ELLIS, J. O. IRWIN, M. L. THOMSON and J. S. WEINER, Physiological responses to hot environments of young european men in the tropics. Rpt RNP 721/52, C.E.S. 368, Royal Tropical Research Unit. Med. Res. Council (Okt. 1952).

[2] ALLAN, J. R., The effects of physical training in a temperate and hot climate on the physiological responses to heat stress. Ergonomics 8, 445–453 (1965).

[3] ALLAN, J. R., D. T. BEESTON, J. P. CROWDY, M. F. HAISMAN, D. W. A. PETERS and L. ZURICK, Initial experiments on the induction and maintenance of artificial acclimatization. Army Operational Research Establishment Report No. 12/63 (1963).

[4] ASTRAND, P. O., Experimental studies of physical working capacity in relation to sex and age. Copenhagen 1952, Verlag Ejnar Mungsgaard.

[5] BASS, D. E., C. R. KLEEMANN, M. QUINN, A. HENSCHEL and A. H. HEGNAUER, Mechanisms of acclimatization to heat in man. Medicine 34, 323–380 (1955).

[6] BRADBURY, PAMELA A., R. H. FOX, R. GOLDSMITH and I. F. G. HAMPTON, The effect of exercise on temperature regulation. J. Physiol. 171, 384–396 (1964).

[7] BRECHT, R., und H. BOUCKE, Zur Abnahme des Arterienpulses am Menschen mit dem Infraton-Mikrophon. Pflügers Arch. 257, 490 (1953).

[8] BURCH, G. E., and A. HYMAN, Influence of tropical weather on output of volume, work and power by the right and left ventricles of man at rest in bed. Am. Heart J. 57, 247–254 (1959).

[9] BURCH, G. E., N. DE PASQUALE, A. HYMAN and A. C. DE GRAFF, Influence of tropical weather on cardiac output, work and power of right and left ventricles of man resting in hospital. Arch. Int. Med. 104, 553–560 (1959).

[10] CAPLAN, A., and J. K. LINDSAY, An experimental investigation of the effects of high temperatures on the efficiency of workers in deep mines. Bull. Instn. Min. Metall. No. 480 (1946).

[11] DUNCAN, K. D., J. R. ALLAN, J. P. CROWDY, M. F. HAISMAN, D. W. A. PETERS and L. ZURICK, The effect of an artificial acclimatization technique on Infantry performance in a hot climate. Army Operational Research Establishment Report No. 14/63 (1964).

[12] EDHOLM, O. G., J. M. ADAM, P. CANNON, R. H. FOX, R. GOLDSMITH, R. D. SHEPHERD and C. R. UNDERWOOD, Acclimatization to heat. Army Personnel Research Commitee Report No. 25/61 (1961).

[13] EDHOLM, O. G., R. H. FOX, J. M. ADAM and R. GOLDSMITH, Comparison of artificial and natural acclimatization. Fed. Proc. 22: 709–715 (1963).

[14] FOX, R. H., R. GOLDSMITH, D. J. KIDD and H. E. LEWIS, Acclimatization to heat in man by controlled elevation of body temperature. J. Physiol. 166, 530–547 (1963).

[15] GARDEN, J. W., I. D. WILSON and P. J. RASCH, Optimal time of exposure required to produce acclimatization to a hot-wet environment. Bureau of medicine and surgery, Navy Dep. MF 022.03.04-8002.3 Vol. XV, No. 22 (1965).

[16] GARDEN, J. W., I. D. WILSON and P. J. RASCH, Acclimatization of healthy young adult males to a hot-wet environment. J. Appl. Physiol. 21 (2): 665–669 (1966).

[17] HERNANDES DEL GALLEGO, M., J. MEYER-DELIUS and R. QUEVEDO-PUCHE, Eficiencia corporal de obreros en el estado Zulia. XIV. Internat. Kongreß für Arbeitsmedizin, Madrid (1963).

[18] HERTIG, B. A., H. S. BELDING, K. K. KRANING, D. L. BATTERTON, C. R. SMITH and F. SARGENT II, Artificial acclimatization of women to heat. J. Appl. Physiol. 18 (2): 383–386 (1963).

[19] HERTIG, B. A., and F. SARGENT, Acclimatization of women during work in hot environments. Fed. Proc. 22: 810–813 (1963).

[20] LEHMANN, G., Zur Physiologie industrieller Arbeit in den Tropen. Arbeitswissenschaft 1, 51/52 (1962).

[21] LEHMANN, G., Die Bedeutung der menschlichen Leistungsfähigkeit bei hohen Temperaturen für die Entwicklung von Industrien im tropischen und subtropischen Raum. Mitteilungsblatt Nr. 12 der Arbeitsgemeinschaft für Forschung des Landes Nordrhein-Westfalen. Westdeutscher Verlag, Köln und Opladen (1962).

[22] LEHMANN, G., Praktische Arbeitsphysiologie, Georg Thieme Verlag, Stuttgart (1962).

[23] LEHMANN, G., Die Arbeitsfähigkeit des Menschen im tropischen Klima. Veröffentlichung Nr. N 144 der Arbeitsgemeinschaft für Forschung des Landes Nordrhein-Westfalen. Westdeutscher Verlag, Köln und Opladen (1964).

[24] LIND, A. R., and D. E. BASS, Optimal exposure time for development of acclimatization to heat. Fed. Proc. 22: 704–708 (1963).

[25] MACFARLANE, W., Menschliche Funktionen in warmen Gebieten: Untersuchungen über Stoffwechsel, Hormone und Gewöhnungsvorgänge. Triangle 7: 55–65 (1965).

[26] MACKWORTH, N. H., Effects of heat on wireless operator's hearing and recording morse code messages. Brit. J. Ind. Med. 3, 143–158 (1946).

[27] MACKWORTH, N. H., Researches on the measurement of human performance. Med. Res. Counc. London, Special Rep. Ser. No. 268 (1950).

[28] MACPHERSON, R. K., Tropical fatigue. Univ. Queensland Papers (Physiol.) 1. 10, Brisbane (1949).

[29] MEYER-DELIUS, J., Die körperliche Leistungsfähigkeit der Arbeiter am See von Maracaibo. Arbeitswissenschaft 3, 78–81 (1965).

[30] MEYER-DELIUS, J., R. QUEVEDO-PUCHE, ARRIETA G. BAPTISTA and I. ALLIEY HUERTA, Einfluß des Trainings auf die Leistungsfähigkeit bei Arbeit im warmen Klima. 15. Int. Kongreß für Arbeitsmedizin, Wien (1966).

[31] MONDEN, R., and P. MOYAT, Thermische und gasanalytische Funktionsuntersuchungen in der Medizin. E.T.Z. 11, B 7, 302–308 (1959).

[32] MOREIGNE, E., Apropos of a study of men's adaptation to heat in the Sahara climate. Agressologie 3: 459–462 (1962) Fr.

[33] MOTLES W., E., ROMAN A., O., SAAVEDERA C., J. y A. ARRIBADA C., La capacidad fisica del trabajo en sujetos normales. Su determinación con el método de la bicicleta Ergometro. Rev. Med. de Chile 93 (10): 625–639 (1965).

[34] MÜLLER, E. A., Ein Leistungspulsindex als Maß der Leistungsfähigkeit. Arbeitsphysiologie 14, 271–284 (1950).

[35] MÜLLER, E. A., Die Messung der körperlichen Leistungsfähigkeit mit einem einzigen Prüfverfahren. Forschungsbericht Nr. 1031 des Landes Nordrhein-Westfalen, hrsg. vom Landesamt für Forschung. Westdeutscher Verlag, Köln und Opladen (1961).

[36] MÜLLER, E. A., Physiologie der körperlichen Leistungsfähigkeit. In: Landois-Rosemann, Lehrbuch der Physiologie des Menschen, 28. Auflage, Bd. 2, S. 498–546, Urban und Schwarzenberg, München–Berlin (1962).

[37] MÜLLER, E. A., Muskeltraining und körperliche Leistungsfähigkeit. Die Umschau in Wissenschaft und Technik 64, 561–563 (1964).

[38] MÜLLER, E. A., Physiologische Wege zur Erhöhung der körperlichen Leistungsfähigkeit. Sportarzt und Sportmedizin XVI, 351–358 (1965).

[39] MÜLLER, E. A., und W. HIMMELMANN, Geräte zur kontinuierlichen photoelektrischen Pulszählung. Int. Z. angew. Physiol. 16, 400–408 (1957).

[40] PEPLER, R. D., Environmental warmth and performance. Dissertation for Ph. D. degree, Cambridge University, England (1956).

[41] PEPLER, R. D., WARMTH and performance: an investigation in the tropics. Ergonomics 2, 1, 63–88 (1958).

[42] PEPLER, R. D., Performance and well-being in heat, in »Temperature, its measurement and control in science and industry«. Vol. III. Reinhold Publishing Corp. New York (1963).

[43] PIWONKA, R. W., S. ROBINSON, V. L. GAY and R. S. MANALIS, Preacclimatization of men to heat by training. J. Appl. Physiol. 20 (3), 379–384 (1965).

[44] ROBINSON, S., H. S. BELDING, F. C. CONSOLAZIO, S. M. HORVATH and E. S. TURREL, Acclimatization of older men to work in heat. J. Appl. Physiol. 20 (4): 583–586 (1965).

[45] ROBINSON, S., E. S. TURRELL, H. S. BELDING and S. M. HORVATH, Rapid acclimatization of men to work in hot climates. Am. J. Physiol. 140, 168–176 (1943).

[46] SKRANC, O., and V. HAVEL, Fitness of Czechoslovakian and Vietnamese physicians under graded work-load. Int. Z. angew. Physiol. einschl. Arbeitsphysiol. 20, 412–419 (1964).

[47] STRYDOM, N. B., A detailed analysis of the Chamber of Mines two-stage acclimatization procedure. J. mine vent. Soc. 7, 171–182 (1954).

[48] STRYDOM, N. B., and C. H. WYNDHAM, Natural state of heat acclimatization of different ethnic groups. Fed. Proc. 22: 801–809 (1963).

[49] STRYDOM, N. B., C. H. WYNDHAM, H. M. COOLE, J. S. MARITZ, G. A. G. BREDELL, J. F. MORRISON, J. PETER and C. G. WILLIAMS, Effect of heat on work performance in the gold mines of South Africa. Fed. Proc. 22: 893–896 (1963).

[50] STRYDOM, N. B., C. H. WYNDHAM, C. G. WILLIAMS, J. F. MORRISON, G. A. G. BREDELL, A. J. S. BENADE and N. v. RAHDEN, Acclimatization to humid heat and the role of physical conditioning. J. Appl. Physiol. 21 (2): 636–642 (1966).

[51] WENZEL, H. G., Messungen der körperlichen Leistungsfähigkeit bei Hitzearbeit. Zbl. Arb.wiss. 15, 17–21 (1961).

[52] WENZEL, H. G., Möglichkeiten und Probleme der Beurteilung von Hitzebelastungen des Menschen. Arbeitswissenschaft 3, 73–82 (1964).

[53] WING, J. F., A review of the effects of high ambient temperature on mental performance. AMRL-TR-102 (1965).

[54] WING, J. F., Upper thermal tolerance limits for unimpaired mental parformance. Aerospace Med. 960–964 (1965).

[55] WYNDHAM, C. H., W. v. D. BOUWER, H. F. PATERSON and M. G. DEVINE, Working efficiency of Africans in heat. A. M. A. Archives of Industrial Hygiene and Occupational Medicine 7, 234–240 (1953).

[56] WYNDHAM, C. H., R. K. MCPHERSON and A. MUNRO, Reactions to heat of aborigines and Caucasians. J. Appl. Physiol. 19 (6): 1055–1058 (1964).

[57] WYNDHAM, C. H., B. METZ and A. MUNRO, Reactions to heat of Arabs and Caucasians. J. Appl. Physiol. 19 (6): 1051–1054 (1964).

[58] WYNDHAM, C. H., J. F. MORRISON and C. G. WILLIAMS, Heat reactions of male and female Caucasians. J. Appl. Physiol. 20 (3), 357–364 (1965).

[59] WYNDHAM, C. H., N. B. STRYDOM, J. F. MORRISON, J. PETER, C. G. WILLIAMS, G. A. G. BREDELL and A. JOFFE, Differences between ethnic groups in physical working capacity. J. Appl. Physiol. 18 (2): 361–366 (1963).

[60] WYNDHAM, C. H., N. B. STRYDOM, J. F. MORRISON, F. D. DU TOIT and J. G. KRAAN, A new method of acclimatization to heat. Arbeitsphysiol. 15, 373–382 (1954).

[61] Dieselben, Responses of unacclimatized men under stress of heat and work. J. Appl. Physiol. 6: 681–686 (1954).

[62] WYNDHAM, C. H., N. B. STRYDOM, J. F. MORRISON, C. G. WILLIAMS, G. A. G. BREDELL M. J. E. VON RAHDEN, L. D. HOLDSWORTH, C. H. VAN GRAAN, A. J. VAN RENSBURG and A. MUNRO, Heat reactions of Caucasians and Bantu in South Africa. J. Appl. Physiol. 19 (4): 598–606 (1964).

[63] WYNDHAM, C. H., N. B. STRYDOM, A. MUNRO, R. K. MCPHERSON, B. METZ, G. SCHAFF and J. SCHIEBER, Heat reactions of Caucasians in temperate, in hot, dry and in hot, humid climates. J. Appl. Physiol. 19 (4): 607–612 (1964).

[64] WYNDHAM, C. H., N. B. STRYDOM, J. S. WARD, J. F. MORRISON, C. G. WILLIAMS, G. A. G. BREDELL, M. J. E. VON RAHDEN, L. D. HOLDSWORTH, C. H. VAN GRAAN, A. J. VAN RENSBURG and A. MUNRO, Physiological reactions to heat of Bushmen and of unacclimatized and acclimatized Bantu. J. Appl. Physiol. 19 (5): 885–888 (1964).

[65] WYNDHAM, C. H., N. B. STRYDOM, C. G. WILLIAMS, J. F. MORRISON, G. A. G. BREDELL, J. PETER, C. H. VAN GRAAN, L. D. HOLDSWORTH, A. J. VAN RENSBURG and A. MUNRO, Heat reactions of some Bantu tribesmen in southern Africa. J. Appl. Physiol. 19 (5): 881–884 (1964).

[66] YAGLOU, C. P., Temperature, humidity and air movement in industries: The Effective Temperature Index. J. Industr. Hyg. 9, 297–309 (1927).

Forschungsberichte des Landes Nordrhein-Westfalen

Herausgegeben im Auftrage des Ministerpräsidenten Heinz Kühn
von Staatssekretär Professor Dr. h. c. Dr. E. h. Leo Brandt

Sachgruppenverzeichnis

Acetylen · Schweißtechnik
Acetylene · Welding gracitice
Acétylène · Technique du soudage
Acetileno · Técnica de la soldadura
Ацетилен и техника сварки

Arbeitswissenschaft
Labor science
Science du travail
Trabajo científico
Вопросы трудового процесса

Bau · Steine · Erden
Constructure · Construction material ·
Soil research
Construction · Matériaux de construction ·
Recherche souterraine
La construcción · Materiales de construcción
Reconocimiento del suelo
Строительство и строительные материалы

Bergbau
Mining
Exploitation des mines
Minería
Горное дело

Biologie
Biology
Biologie
Biologia
Биология

Chemie
Chemistry
Chimie
Quimica
Химия

Druck · Farbe · Papier · Photographie
Printing · Color · Paper · Photography
Imprimerie · Couleur · Papier · Photographie
Artes gráficas · Color · Papel · Fotografía
Типография · Краски · Бумага · Фотография

Eisenverarbeitende Industrie
Metal working industry
Industrie du fer
Industria del hierro
Металлообрабатывающая промышленность

Elektrotechnik · Optik
Electrotechnology · Optics
Electrotechnique · Optique
Electrotécnica · Optica
Электротехника и оптика

Energiewirtschaft
Power economy
Energie
Energía
Энергетическое хозяйство

Fahrzeugbau · Gasmotoren
Vehicle construction · Engines
Construction de véhicules · Moteurs
Construcción de vehiculos · Motores
Производство транспортных · Средств

Fertigung
Fabrication
Fabrication
Fabricación
Производство

Funktechnik · Astronomie
Radio engineering · Astronomy
Radiotechnique Astronomie
Radiotécnica · Astronomía
Радиотехника и астрономия

Gaswirtschaft
Gas economy
Gaz
Gas
Газовое хозяйство

Holzbearbeitung
Wood working
Travail du bois
Trabajo de la madera
Деревообработка

Hüttenwesen · Werkstoffkunde
Metallurgy · Materials research
Métallurgie · Materiaux
Metalurgia · Materiales
Металлургия и материаловедение

Kunststoffe
Plastics
Plastiques
Plásticos
Пластмассы

Luftfahrt · Flugwissenschaft
Aeronautics · Aviation
Aéronautique · Aviation
Aeronáutica · Aviación
Авиация

Luftreinhaltung
Air-cleaning
Purification de l'air
Purificación del aire
Очищение воздуха

Maschinenbau
Machinery
Construction mécanique
Construcción de máquinas
Машиностроительство

Mathematik
Mathematics
Mathématiques
Mathemáticas
Математика

Medizin · Pharmakologie
Medicine · Pharmacology
Médecine · Pharmacologie
Medicina · Farmacología
Медицина и фармакология

NE-Metalle
Non-ferrous metal
Metal non ferreux
Metal no ferroso
Цветные металлы

Physik
Physics
Physique
Física
Физика

Rationalisierung
Rationalizing
Rationalisation
Racionalización
Рационализация

Schall · Ultraschall
Sound · Ultrasonics
Son · Ultra-son
Sonido · Ultrasónico
Звук и ультразвук

Schiffahrt
Navigation
Navigation
Navegación
Судоходство

Textilforschung
Textile research
Textiles
Textil
Вопросы текстильной промышленности

Turbinen
Turbines
Turbines
Turbinas
Турбины

Verkehr
Traffic
Trafic
Tráfico
Транспорт

Wirtschaftswissenschaften
Political economy
Economie politique
Ciencias económicas
Экономические науки

Einzelverzeichnis der Sachgruppen bitte anfordern

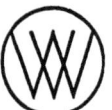

Westdeutscher Verlag · Köln und Opladen
567 Opladen/Rhld., Ophovener Straße 1–3, Postfach 1620

GPSR Compliance

The European Union's (EU) General Product Safety Regulation (GPSR) is a set of rules that requires consumer products to be safe and our obligations to ensure this.

If you have any concerns about our products, you can contact us on

ProductSafety@springernature.com

In case Publisher is established outside the EU, the EU authorized representative is:

Springer Nature Customer Service Center GmbH
Europaplatz 3
69115 Heidelberg, Germany